PATHOGÉNIE ET TRAITEMENT

DES

ABCÈS FROIDS DU THORAX

PAR

Le Docteur Léon FONS

Ancien Aide de Physiologie à la Faculté
Ancien externe des Hôpitaux
de Montpellier

MONTPELLIER

TYPOGRAPHIE ET LITHOGRAPHIE CHARLES BOEHM

Éditeur du Nouveau Montpellier Médical

—

1896

PATHOGÉNIE ET TRAITEMENT

DES

ABCÈS FROIDS DU THORAX

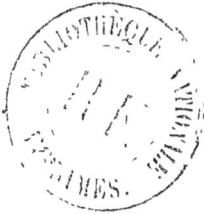

PAR

Le Docteur Léon FONS

Ancien Aide de Physiologie à la Faculté
Ancien externe des Hôpitaux
de Montpellier

MONTPELLIER

TYPOGRAPHIE ET LITHOGRAPHIE CHARLES BOEHM

Éditeur du Nouveau Montpellier Médical

—

1896

A MON PÈRE ET A MA MÈRE

A MES SŒURS ET A MON FRÈRE

A MON ONCLE

Monsieur le Docteur CANTIE
Médecin Inspecteur des Eaux thermales de Moligt.

Léon Fons.

A TOUS MES PARENTS

Léon Fons.

A TOUS MES AMIS

LÉON FONS.

AVANT-PROPOS

Depuis deux mois nous préparions notre thèse, au laboratoire de physiologie, sous la direction de M. le professeur agrégé Delezenne, dont nous avions l'honneur d'être le préparateur et que nous quittons avec regret. Par des circonstances indépendantes de notre volonté, nous avons été, en effet, forcé d'abandonner le sujet que nous avions commencé et de nous éloigner de cette École plus tôt que nous ne le souhaitions.

Sur les conseils de M. le professeur agrégé de Rouville nous avons alors repris la *«pathogénie et le traitement des abcès froids du thorax»*. La vieille querelle nous a séduit, et, sans avoir la prétention de trancher le débat, nous avons cru faire œuvre utile en rapportant quelques faits qui pourront, au moins, servir à ceux que, après nous, la question intéressera.

Mais, avant d'exposer notre sujet, nous tenons à remercier sincèrement tous nos professeurs, qui ne nous ont ménagé ni leurs précieux enseignements ni leur dévouement.

Nous remercions tout particulièrement M. le professeur Hédon pour la bienveillance qu'il nous a témoignée durant notre passage au laboratoire de physiologie, M. de Rouville, qui nous a aidé dans ce travail, M. le professeur Forgue, qui nous a fait l'honneur d'accepter la présidence de notre Thèse et nous a donné une bonne partie des matériaux qui ont servi à la composer, M. le professeur Granel, qui, pendant toute la durée de nos études, nous a prodigué les marques de sa haute bienveillance ; MM. les professeurs Carrieu, Grasset, Grynfeltt, Hédon, Mairet, Tédenat, Ducamp, Estor et MM. les professeurs agrégés Bosc, Galavielle, Lapeyre, Mouret, Puech et Rauzier, qui tous ont acquis des droits à notre respectueuse reconnaissance.

PATHOGÉNIE ET TRAITEMENT

DES

ABCÈS FROIDS DU THORAX

CHAPITRE PREMIER.

Historique.

En 1829, Ménière (Mémoire original publié dans les *Archives générales de médecine*) publie le premier travail d'ensemble qui ait été fait sur les abcès froids du thorax.Bonnet et le Dr Pacini avaient seulement relaté quelques observations.

En 1830, Ménière publie un nouveau mémoire.

Après lui, Dance, Parice, Gendrin, Cruveilhier, Lebert, rapportent quelques faits utiles à connaître.

En 1865 seulement, Leplat (*Archives générales de médecine*) reprend la question. Après avoir constaté la présence des côtes dénudées et nécrosées, il refuse au pus le pouvoir de produire ces lésions. « Si le tissu cellulaire qui recouvre un os s'enflamme et suppure, dit-il, le périoste s'épaissit et garantit ainsi l'os du contact du pus. Ce liquide n'a d'ailleurs aucune qualité irritante et encore moins rongeante, lorsqu'il succède à une inflammation phlegmoneuse et qu'il n'a pas été exposé au contact de l'air. Si, à l'ouverture d'un abcès situé sur un os, on trouve celui-ci carié

2

ou nécrosé, c'est qu'alors la substance a été primitivement affectée et que l'abcès, dans ce cas, a été l'effet et non la cause de l'altération ». (Tom. I, pag. 532, 8ᵉ édition). Près de trente ans avant, Maslieurat-Lagemard (*Archives générales de médecine*) avait déjà prouvé combien cette assertion était fausse par la relation d'une observation irréfutable dans laquelle le pus d'un phlegmon de l'aisselle fusant du côté de la poitrine, avait détruit les côtes et les cartilages. Leplat multiplie ensuite les opinions et les preuves et pose ses conclusions, d'après lesquelles il résulte que, pour lui, la lésion pleurale est le plus souvent primitive et l'ostéite, au contraire, le plus souvent secondaire. Pour expliquer la propagation de la lésion, il propose d'invoquer l'inflammation et l'action réflexe.

L'année suivante, Gaujot, dans ses leçons cliniques faites au Val-de-Grâce, expose sa théorie dite de la périostite externe.

Duplay, dans une leçon clinique faite à l'hôpital Saint-Louis, publiée par Marot dans le *Progrès médical*, 1ᵉʳ juillet 1876, distingue trois variétés d'abcès chroniques :

A. — Abcès froids.

B. — Abcès froids périostiques.

C. — Abcès ossifluents.

Dans la première classe il fait rentrer à la fois l'adénite tuberculeux et la gomme tuberculeuse du tissu cellulaire.

Les abcès froids de la deuxième variété, dit-il, que je vous propose de nommer périostiques, sont, à l'encontre des précédents, des collections purulentes en rapport direct avec le squelette, mais avec le squelette resté sain, du moins au début de l'affection. Ils se développent autour des côtes ou sur les faces du sternum, mais le périoste seul est altéré à sa surface externe.

Il les divise ensuite en : abcès sus-costaux.

abcès sous-costaux.

abcès en bouton de chemise.

Il étudie ensuite les opinions de ses devanciers, repousse l'irritation produite par les efforts de toux qu'invoquait Ménière pour expliquer la fréquence et le développement de ces abcès. Il admet, avec Gaujot, qu'ils sont dus à une périostite superficielle externe qui laisse intacte l'adhérence du périoste aux os et ceux-ci eux-mêmes, du moins dans une première période de la maladie.

Cependant les faits cités par Leplat paraissent l'avoir frappé, car il dit : « Peut-être aussi l'étiologie invoquée par M. Leplat est-elle applicable au développement de cette périostite » ; le tiraillement d'adhérences pleurales anciennes n'est peut-être pas étranger à l'irritation subie par la couche superficielle du périoste.

Enfin, dans la troisième variété, il range les abcès dus à une lésion profonde des os et les abcès partis du corps d'une vertèbre et qui sont venus, en suivant la gaine des vaisseaux intercostaux, s'ouvrir au niveau des espaces intercostaux ou même au niveau du sternum.

M. le professeur Verneuil adresse une lettre à M. Duplay au sujet de cette leçon.

Il y attaque la théorie des abcès périostiques et prétend qu'ils sont dus à l'accumulation de liquide et en particulier de pus, chez les sujets prédisposés, dans des pseudo-bourses séreuses qu'il a trouvées sous les muscles de la partie antérieure et inférieure du thorax.

Dans un article paru dans la *Gazette hebdomadaire de médecine et de chirurgie*, n° 40, 2 octobre 1860, Charvot, professeur agrégé au Val-de-Grâce, reprend les idées de son maître Gaujot.

Il reproché aux anciens chirurgiens de n'avoir pas compris le rôle du périoste dans la production des abcès froids et considère comme le précurseur de Gaujot Billroth, qui cependant ne parle jamais de périostite externe.

Charvot revient sur ce sujet dans un travail sur la tuberculose chirurgicale, publié dans la *Revue de chirurgie*, 1884, pag. 437.

Kiener et Poulet (*Archives de physiologie*, 1883) venaient de démontrer la matière tuberculeuse de l'affection. Il croit que les recherches de ces auteurs apportent aux conclusions de Gaujot la sanction de l'anatomie pathologique ; et pourtant, dans leur esprit, il ne s'agit nullement de périostite externe : « le tubercule, écrivent-ils, débute ordinairement dans la couche profonde du périoste ; la néoplasie, comprimée entre l'os et les lames fibreuses du périoste, prend alors la forme d'une lentille biconvexe ou d'une lame amincie sur ses bords ».

En 1885, M. le Dᵣ Forgue (*Gazette hebdomadaire des Sciences médicales de Montpellier*) étudie la nature et l'étiologie de la périostite externe.

En 1892, M. le professeur Tédenat (*Mémoires de Chirurgie*) la décrit et en relate de nombreuses observations.

Pendant longtemps les idées de Gaujot, ainsi chaleureusement défendues par Charvot, triomphèrent. Follin et Duplay, dans leur *Traité de Chirurgie*, décrivent la périostite externe des côtes. M. Peyrot, dans le *Traité dit des quatre Agrégés* s'y rattache. MM. Poulet et Bousquet, dans leur *Traité de Chirurgie*, l'acceptent.

Cependant, la périostite sortait peu à peu du cadre nosologique ; le terme d'ostéomyélite remplaçait celui de périostite phlegmoneuse diffuse.

Poncet, dans le *Traité de Chirurgie* (pag. 811, tom. II), déclare que « ce n'est pas sans embarras qu'il aborde l'étude sur les périostites » et se demande « si elles peuvent revendiquer une existence réelle ».

Ollier (*Traité des Résections*, tom, I pag. 164), écrit : « En décrivant des périostites, nous souscrivons à la description classique des diverses variétés de lésions inflammatoires du tissu osseux, mais nous tenons à affirmer encore qu'il s'agit le plus souvent d'ostéo-périostites ».

Rarement, la tuberculose commence par le périoste. Les débridements, les larges incisions, permettent de trouver bien souvent un fin pertuis conduisant sur un os dénudé s'enfonçant dans le tissu osseux malade, alors qu'une ou plusieurs explorations préalables avec le stylet n'avaient pas donné de résultats positifs.

Tuffier (*Semaine médicale*, 1890, pag. 385), lui aussi, recommande de bien débrider l'espace intercostal pour trouver la dénudation de la face interne d'une côte, d'où est partie la lésion.

MM. Bonnel, Bonnaud (Thèses de Paris, 1891), soutiennent catégoriquement que la périostite externe, quand elle existe, n'est qu'une lésion de voisinage, que le point de départ est toujours l'os et non pas le périoste.

M. le professeur agrégé Peyrot (*Traité de Chirurgie*, tom. VI, pag. 92) retire son adhésion à la théorie de Gaujot.

Ainsi, la théorie de la périostite externe, qui avait eu un si grand retentissement, était peu à peu abandonnée en faveur de la lésion osseuse.

Par contre, celle de Leplat était timidement reprise par M. le D' Auclert (Thèse de Lyon, 1893), dans une étude sur les abcès des parois thoraciques à forme pseudo-pleurétique. Le tissu cellulaire sous-pleural est parfois, dit-il, le siège de collections purulentes à marche lente qui présentent des signes analogues à ceux de la pleurésie, il n'y a aucune lésion des côtes, et on ne peut les expliquer que par les rapports de la plèvre avec ce tissu cellulaire sous-pleural.

M. le D' Souligneux (Thèse de Paris, 1894) reprend à son tour les idées de Leplat, et rapporte des faits anatomiques et anatomo-pathologiques, à l'aide desquels il affirme l'origine pleurale de beaucoup d'abcès thoraciques et donne le pourquoi des localisations toujours les mêmes de ces abcès en avant, sur les côtés et en arrière.

Mais, avec un exclusivisme que nous ne pouvons admettre, il rejette complètement la périostite externe et fait jouer un rôle beaucoup trop important aux inflammations de la plèvre.

Tel est l'état de la question. Nous avons cru faire œuvre utile en la reprenant. Après un exposé de la constitution de l'abcès froid en général, nous montrerons que les abcès froids du thorax peuvent débuter par le tissu cellulaire, par le périoste, par l'os, et enfin par la plèvre ou le poumon. Nous indiquerons ensuite leur traitement local et général et donnerons de nombreuses observations.

CHAPITRE II

Anatomie pathologique.

On nomme abcès froids les collections puriformes qui résultent de la fonte regressive des dépôts tuberculeux. Qu'ils émanent du tissu cellulaire, d'un os ou d'une séreuse, leur constitution est en somme identique, de même leur marche, leur pronostic et aussi leur traitement.

Nous admettons avec la majorité des auteurs, comme origine des abcès froids du thorax, la gomme du tissu cellulaire et l'ostéite, avec Gaujot, Charvot, etc., la périostite externe tuberculeuse et avec Leplat, Duplay, M. le Dr Auclert et M. le Dr Souligoux la pleurésie ou la pleurite tuberculeuse.

Nous donnerons d'abord un résumé de la constitution de l'abcès froid en général et des particularités qu'offre chacune de ces trois lésions au thorax, et nous montrerons ensuite comment peut s'effectuer le passage de l'une à l'autre.

I. — Abcès froids en général.

Depuis Laennec, on sait qu'il existe deux formes de tuberculose: dans l'une, les granulations sont isolées ; dans l'autre, elles sont confluentes, juxtaposées, sans tissu sain, en une nappe plus ou moins étendue.

Mais tuberculose miliaire et tuberculose infiltrée se réduisent au follicule tuberculeux de Charcot, constitué en son centre par une ou plusieurs cellules géantes qu'entourent la collerette de cellules dites épithéloïdes et la zone des cellules embryonnaires.

Les granulations ainsi constituées deviennent fibreuses ou calcaires, le plus souvent subissent la dégénérescence caséeuse. En effet, les cellules des amas folliculaires étant privées de vaisseaux, les éléments mal nourris se remplissent de granulations graisseuses, se ramollissent, se fragmentent et se transforment en un liquide séropurulent.

Si on ouvre l'abcès, la caverne ainsi formée, on y trouve un pus caséeux, mal lié, grumeleux, tenant en suspension des particules solides, des flocons blancs ou jaunes, adhérents aux parois et flottant sous forme de lambeaux membraneux.

Parfois, les vaisseaux qui rampent à la surface interne de la paroi s'ouvrent dans la poche, rongés par le processus. Aussi n'est-il pas rare d'y trouver des caillots et un liquide café au lait, orangé ou brunâtre.

Cette matière puriforme, quoi qu'en ait dit Boyer, a des propriétés irritantes au premier chef. Elle provoque dans les tissus environnants des proliférations cellulaires qui aboutissent à la formation d'une poche dans laquelle la tumeur ou le produit de caséification est enkysté. Sa surface interne, d'après M. le professeur Lannelongue, n'est jamais lisse et unie dans toute son étendue ; plus ordinairement, elle est inégale et villeuse. Fréquemment, elle offre des boursouflures exubérantes. Parfois aussi les vaisseaux, les nerfs, les cordes tendineuses, traversent la poche, et lui donnent un aspect aréolaire. Dans l'épaisseur même de la paroi, des follicules tuberculeux se sont déposés, de sorte que la membrane elle aussi est vouée à la destruction.

Puis, la surface externe présente de petits prolongements coniques ou convoïdes, véritables végétations presque exclusivement composées de cellules embryonnaires, parmi lesquelles on trouve épars des tubercules élémentaires, ces végétations accompagnent habituellement les vaisseaux, s'insinuent avec eux dans les orifices normaux des tissus fibreux, des aponévroses par exemple, dilatent ces orifices et quand on enlève la poche on remarque dans ces tissus des criblures anormales ou exceptionnelles.

En un mot, ainsi que Lannelongue l'a montré, l'abcès froid s'accroît grâce à cette destruction de la paroi ancienne et à la formation d'une paroi nouvelle qui à son tour se liquéfiera. Les couches internes se ramollissent, mais le tissu morbide se développe à la périphérie gagnant ainsi d'un côté ce qu'il perd de l'autre.

Telle est la constitution de la tumeur tuberculeuse, qu'elle s'appelle gomme, ostéite, périostite ou pleurésie. Les différences ne sont que dans l'aspect.

II. — ABCÈS DU TISSU CELLULAIRE.

La gomme tuberculeuse est un abcès froid du tissu cellulaire. Elle débute par une petite tumeur indépendante de la peau et des tissus profonds. Elle est sphérique ou oblongue, régulière, roulant sous le doigt et d'une grande résistance. C'est un jour en s'habillant que le malade s'en aperçoit, par hasard, car elle est le plus souvent indolore. Plusieurs semaines, quelquefois plusieurs mois après, la peau se recouvre de varicosités; le processus tuberculeux a envahi le derme, puis l'épiderme ; la tumeur se ramollit ; sur la peau se forment un ou plusieurs petits pertuis séparés par des ponts qui se rompent. On a alors un ulcère à bords violacés, amincis, déchiquetés à fond grisâtre et baigné par une sécrétion séreuse. Un cordon dur à la palpation relie l'ulcère à la cavité de l'abcès. Cette fistule persiste dans certains cas pendant longtemps, le pus s'en écoule d'une façon incessante. anémiant le malade, mettant sa vie en danger. Dans d'autres cas, l'abcès, au lieu de se vider au dehors, s'enkyste, et la guérison se produit ; parfois encore le trajet fistuleux livre passage au liquide,

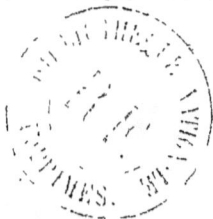

3

puis l'écoulement cesse et se tarit ; «les anfractuosités se com-
blent, dit M. Reclus, les bourgeons charnus s'organisent, la peau
perd sa coloration violette, les bords se recollent, et une cicatrice
déprimée consacre, comme un sceau indélébile, la tare dont a été
frappé l'organisme».

Ces abcès froids du tissu cellulaire sont rares. M. le D^r
Souligoux (*loc. cit.*) dit n'en avoir relevé qu'un dans les 42
observations de M. Lannelongue, l'Obs. x.

Première Observation.

Abcès froid du sein. — Etat aréolaire de la poche.— Destruction partielle
du muscle grand pectoral.

Paul Camille V..., 10 ans, entre le 19 mars 1880, salle
Nélaton, n° 33.

Cet enfant porte, à la partie antérieure et droite du thorax, un
abcès froid qui simule un sein normal. Après l'incision de la
poche, on voit un état aréolaire analogue à celui des cavités du
cœur ; entre les faisceaux d'attache du grand pectoral, détruits
partiellement, un diverticule de la poche admettant le doigt s'in-
sinue et gagne la face profonde du muscle. Il n'a pas été possible, après une recherche minutieuse, de trouver un point de
départ osseux à cet abcès froid, qui est éloigné des côtes, d'ailleurs
l'examen histologique a révélé dans la paroi l'existence de nombreux follicules ouverts dans la cavité ; on voit près du bord des
masses caséeuses.

Il en rapporte ensuite quatre autres. Nous lui empruntons la
dernière parce qu'elle montre, comme il dit, «un abcès froid du
tissu cellulaire en train de se transformer en abcès sous-costal en
suivant le trajet lymphatique».

Voici l'observation que M. le professeur de Rouville a bien
voulu nous communiquer.

Observation II.

Abcès froid thoracique. — Extirpation. — Grattage. — Cautérisation au
chlorure de zinc. — Réunion immédiate. — Guérison.

Louis C..., 31 ans, boucher à Capestang, entre le 12 août
1895, salle Delpech, n° 2, pour une petite tumeur thoracique
dont il s'est aperçu, par hasard en faisant sa toilette.

Antécédents héréditaires. —Son père et sa mère sont en bonne
santé. Une sœur morte à 23 ans de la poitrine ; un frère mort
à 46 ans d'une affection cérébrale.

Antécédents personnels. —Il a eu une fièvre typhoïde à 20 ans,
une fluxion de poitrine un peu après, dont il a bien guéri.
Cependant il tousse presque constamment et s'enrhume facilement
l'hiver. Jamais d'hémoptysies.

La maladie a débuté, il y a six semaines, par une petite
tumeur indolore, à développement lent, qui siège à la base de
la poitrine.

Actuellement, on constate, à cheval sur le rebord de la cage
thoracique, à droite de la ligne médiane, au niveau du cartilage
de la neuvième côte, une tumeur ovoïde, aplatie, du volume
d'un œuf de pigeon, indolore à la pression, mobile sur les parties profondes, recouverte de peau saine.

L'auscultation permet de constater, au sommet droit, de la
respiration rude et quelques craquements. Le cœur est normal,
les fonctions digestives se font bien.

17 août. Opération. Anesthésie à l'éther. Incision parallèle
au grand axe de la tumeur. Dissection et extirpation d'une masse
fibreuse renfermant en son centre quelques gouttes de pus grumeleux. Grattage des parties voisines à la curette et cautérisation au chlorure de zinc au dixième. Réunion au crin de Florence. Pansement compressif.

Il n'a pas été possible de voir le point de départ périostique, osseux ou cartilagineux de cet abcès froid, force est donc d'admettre un abcès idiopathique, une gomme tuberculeuse.

23. Pansement. Enlèvement des fils. Réunion immédiate.

25. Le malade sort guéri.

III. — Périostite externe.

« Entre les suppurations chroniques symptomatiques d'altérations osseuses et les collections purulentes froides, idiopathiques, sans relation avec le squelette, il faut placer, disait M. Forgue, en 1885, un type intermédiaire et de transition. Il est, en effet, une troisième variété d'abcès froids, développés sur une pièce squelettique, mais sans altération de l'os luimême, adhérents à la face externe de la gaine périostique, mais sans dénudation de la portion osseuse sous-jacente ».

Nous avons vu, dans l'Historique, comment cette périostite externe, après avoir eu un très grand retentissement, était tombée dans l'oubli.

Il nous semble, pourtant, que l'idée émise par ces illustres auteurs n'est pas aussi erronée qu'on veut bien le dire et que ce n'est pas seulement une vue de l'esprit.

Sans doute, quand on se trouve en présence d'un abcès froid constitué il est souvent difficile de dire si c'est par le tissu cellulaire ou par le périoste, ou par l'os qu'il a commencé. Cependant l'anatomie, la pathologie générale, l'anatomie pathologique et la clinique montrent qu'il peut débuter par le périoste externe.

Il n'est pas de tissu au milieu duquel le tubercule ne puisse se fixer et se développer. Os ou séreuse, peau ou viscère, peu lui importe pour faire son lit, l'irritation, le traumatisme, lui suffisent.

« On connaît, dit M. Forgue (loc. cit.), le rôle pathogénique des irritations limitées persistantes pour la détermination des tuberculoses locales ; uréthrites interminables pour la tuberculose génito-urinaire ; inflammations catarrhales des voies respiratoires pour la tuberculose pulmonaire ; coryzas chroniques, pharyngites rebelles, caries dentaires, éruptions cutanées et érosions muqueuses pour la tuberculisation des ganglions cervicaux ; violences traumatiques articulaires précédant une tumeur blanche ». Les expériences de Max Schüller démontrent, d'une façon irréfutable, ce que la clinique faisait entrevoir, à savoir que, si le traumatisme ne crée pas la tuberculose, il la réveille.

Le périoste externe est un tissu tout comme les autres, il est innervé, vascularisé, pourvu de lymphatiques et de veinules, on ne conçoit donc pas pourquoi le bacille de Koch ne viendrait pas y coloniser.

La cause occasionnelle, le traumatisme, l'irritation, elle, peut s'exercer ; elle s'exerce ici au moins aussi fréquemment,—nous ajouterons même plus sûrement — qu'ailleurs. En effet, ce périoste est situé sur la côte, c'est-à-dire sur un plan résistant. Lorsque le traumatisme se produit, froissements, pressions, chocs, il se trouve comprimé entre deux plans résistants. Ses vaisseaux sont rompus, et s'ils traînent dans leur intérieur des bacilles, si le sujet est en puissance de tuberculose, ils sont déposés et colonisent en ce point de moindre résistance.

On a dit que les cas d'abcès froids du thorax ne sont pas aussi fréquents, chez les soldats, que Gaujot, Duplay, Sédillot, Larrey, l'avaient prétendu ; on a dit encore que des causes étiologiques invoquées à l'appui de la périostite externe : frottement des pièces d'armement et des buffleteries, choc du sabre, frottement du ceinturon, port du fusil, quelques-unes étaient mal interprétées, d'autres supprimées. sans que les abcès thoraciques aient disparu des hôpitaux.

La seconde objection, d'après nous, contredit la première et celle-ci perd toute importance, quand on songe combien les progrès de l'hygiène ont diminué la contagion, la contamination tuberculeuse de la caserne.

Relisons les nombreuses observations rapportées par Gaujot et ses élèves et par tous ceux qui ont décrit la périostite externe, et nous verrons qu'il existait une tuméfaction adhérente à la côte coïncidant avec la périostite du radius ou du tibia. Sans doute quelques-unes peuvent être mises sur le compte d'une pleurésie, comme l'observation empruntée à la communication de M. Forgue, ou sur le compte d'une ostéite ou d'une gomme du tissu cellulaire.

Mais il y en a d'autres qui ne sauraient être passibles d'une pareille interprétation; car la pleurésie manque au dossier pathologique du malade, le tissu cellulaire n'a été atteint que secondairement, et l'os mis à nu est parfaitement sain.

Telle est l'observation suivante :

Observation III.

(Empruntée à M. le professeur agrégé POULET).
Adénite sous-maxillaire. — Extirpation. — Périostite tuberculeuse de la 8ᵉ côte gauche. — Rugination. — Récidive. — Guérison.

L..., détenu au pénitencier de Bicêtre, depuis 1882. En 1880, séjour à l'hôpital pour bronchite et pleurésie.

L'adénite cervicale a commencé en janvier 1883. Adénophlegmon en mars ; en avril, les ganglions sous-maxillaires gauches sont engorgés et forment une masse indurée peu mobile, mal limitée.

Opération, après anesthésie, le 11 mai 1883. Extirpation de 3 ou 4 gros ganglions, du volume d'une olive et caséux par places.

Quinze jours après l'opération, L... ressent des douleurs au côté gauche de la poitrine ; au niveau de la 8ᵉ côte, se développe insensiblement une tuméfaction circonscrite, sans changement de couleur à la peau ; fluctuation obscure. Je porte le diagnostic de périostite suppurée. Opération le 28 juin 1883. La côte est mise à nu ; son bord inférieur est ruginé, ainsi que les parties molles, avec la curette tranchante.

Pansement antiseptique ; drainage et suture.

Telle est encore l'observation suivante, quoi qu'en dise M. le Dr Souligoux, et d'autres encore que nous rapportons à la fin de notre travail.

Observation IV.

Périostite externe suppurée chronique intéressant les 6°. 7°, 10°, 11° et 12° côtes du côté gauche et l'extrémité postéro-inférieure du radius droit.

M..., âgé de 25 ans, ancien cultivateur entré au service en janvier 1825 ; pneumonie à la fin de janvier 1876.

La périostite débute en juin 1877, sans cause connue : trois tumeurs du volume d'une noisette apparaissent, l'une à la face dorsale et inférieure du radius droit ; les deux autres sur les faces antérieure et latérale gauches du thorax, vers les 11° et 12° côtes. Le malade ressent en ces points une douleur vive, fixe, spontanée, mais s'exaspérant par la pression. Il continue son service pendant trois mois, les grosseurs diminuent ; mais dans le courant de novembre, la tumeur thoracique correspondant à la 12° côte et placée sur la ligne axillaire prend le volume d'un œuf de poule, et le malade entre le 23 dans le service de M. le professeur Gaujot. Le 5 décembre, on ouvre les deux abcès de la poitrine avec la pâte de Vienne. Dans le courant de janvier 1878, la tumeur radiale revient avec de vives douleurs et prend rapidement le volume d'un œuf de poule ; on l'ouvre en son centre avec le caustique de Vienne.

Au moment où l'on prend l'observation (27 mars 1878), l'état général est bon ainsi que l'appétit. Les abcès de la poitrine sont dans l'état suivant : à 2 centim. en dedans du mamelon gauche prend naissance une tumeur qui descend obliquement en dehors jusqu'à la 7° côte ; le diamètre transversal est de 6 centim. et le vertical de 9 centim. Ce gonflement, de forme elliptique, du volume d'une mandarine, adhère aux côtes, sur lesquelles on ne peut le déplacer. La peau n'a pas changé d'aspect et se déplace facilement. Les bords de la tumeur sont durs, mais le centre est ramolli et fluctuant. Les côtés sont épaissis tout autour dans une étendue de quelques centimètres ; indolente au repos, la tuméfaction est très douloureuse à la pression.

On ouvre l'abcès avec les caustiques en deux points diamétra-lement opposés (sixième et septième côtes). Toutes ces ulcéra-tions, de couleur violacée, à bords déchiquetés, sont peu profondes et laissent suinter en petite quantité un liquide louche, res-semblant assez à une solution de gomme, et collant au doigt. Autour de ces ulcérations on sent, dans une étendue de 2 ou 3 centim., un notable gonflement des côtes.

A la partie postéro-inférieure de l'avant-bras droit, on voit sur l'extrémité inférieure et dorsale du radius, une ulcération de 1 centim. et demi de diamètre, violacée, à bords anfrac-tueux et adhérents à l'os ; il s'est écoulé en très petite quantité un liquide semblable à celui des abcès thoraciques.

Le stylet introduit par cet orifice arrive sur une surface gra-nuleuse qui donne la sensation du velours (en aucun point l'os n'est mis à nu). Le doigt, promené autour de l'ulcération, perçoit un gonflement dur, qui n'empiète pas sur les faces inter-osseu-ses, mais remonte à 5 ou 6 centim. sur la diaphyse radiale. La pression en ces points n'est pas douloureuse. Les mouvements s'exécutent avec facilité. On se borne à appliquer sur ces abcès des cataplasmes émollients. A partir de ce moment, l'affection tend rapidement vers la guérison.

Au 20 mai, nous trouvons noté : Les ulcérations marchent vers la cicatrisation ; la première, située sur la sixième côte à 2 centim. en dedans du mamelon, suppure encore, mais peu ;

il en est de même de la seconde ; elle ressemble à un gros bourgeon charnu, qui, par son centre, laisse sourdre le liquide ambré et visqueux que nous connaissons. La quatrième est également cicatrisée mais plus mobile sur la côte. La cinquième, sur laquelle on a appliqué de la pâte de Vienne le 18 du mois, rouge violacé, oblongue dans le sens de la côte à bords fongueux et décollés, suppure assez abondamment. La sixième, complètement cicatrisée, violacée, est très mobile sur la côte, qui présente un gonflement dur. L'ulcération de l'extrémité inférieure du radius est en voie de cicatrisation. La partie non cicatrisée forme un petit godet, dans lequel on pourrait à peine loger un pois et qui semble taillé à l'évidoir. Il en sort une très petite quantité de liquide. Les parties cicatrisées adhèrent intimement au radius, qui est gonflé dans une étendue de 6 centim. La mensuration du poignet malade ne donne que 1 centim. en plus (cataplasmes).

Le 30 juin, toutes ces ulcérations sont cicatrisées, et le malade quitte l'hôpital pour aller aux bains de mer.

IV. — Abcès froids d'origine osseuse.

Tandis que les abcès froids du tissu cellulaire sont rares et qu'ils siègent le plus souvent là où ce tissu cellulaire est le plus abondant, c'est-à-dire à la région mammaire, les abcès froids dits osseux sont fréquents et ont trois sièges principaux :

Un siège présternal, de beaucoup le plus fréquent ;

Un siège latéral au niveau de la ligne axillaire ;

Un siège postérieur au niveau de l'angle des côtes.

Nous verrons tout à l'heure la disposition anatomique qui explique pourquoi ces lieux d'élection existent.

La tumeur, douloureuse à la pression, est ici formée par une saillie de la côte ou du sternum. Sous l'influence de l'irritation produite par la présence du follicule tuberculeux, les trabécules

4

osseuses se sont épaissies. Puis les vaisseaux s'oblitèrent, le tissu est frappé de mort ; les parties nécrosées se limitent ; un sillon est creusé par l'ostéite raréfiante, et le séquestre se trouve libre dans une cavité tapissée par une membrane fongueuse, analogue à celle de l'abcès froid proprement dit.

Comme dans cet abcès froid également des fongosités vasculaires partent de la surface externe de la poche, perforent le périoste, envahissent les muscles, le tissu cellulaire, traversent les aponévroses, puis la peau.

Enfin, l'abcès se vide, la période des fistules commence. Par ces perforations il est généralement facile de découvrir l'os, ulcéré, nécrosé.

Parfois cependant, on a beaucoup de peine à trouver dans le périoste le petit pertuis conduisant sur la lésion osseuse. Car celle-ci siège le plus souvent sur la face interne de la côte ou sur un bord, rarement sur la paroi externe. Lorsqu'on a réussi à enfoncer le doigt par cet orifice, on tombe dans une poche énorme et l'on sent qu'il n'y a pas seulement une côte de lésée, mais deux, trois, quatre, quelquefois cinq. La plèvre, elle aussi, est épaisse, bourgeonnante. Le sternum peut être atteint dans une étendue si considérable que, dans un cas dont nous rapportons l'observation, M. Le Fort a réséqué le sternum presque en totalité.

V. — Abcès froids d'origine pleuro-pulmonaire.

On admet aujourd'hui avec Brissaud, Dieulafoy, Kelsch et Vaillard, etc., que la tuberculose peut atteindre primitivement la plèvre à l'état de tuberculose locale. Elle y reste confinée plus ou moins longtemps, évoluant lentement, ne se traduisant par aucun symptôme et aucun signe. L'abcès pleural ne semble alors différer de l'abcès cellulaire que par son siège. Comme ce dernier, le premier, peut subir la transformation fibreuse et se réduire à des adhérences. Mais, s'il continue à évoluer, il peut entraîner la mort du malade. A l'autopsie on trouve alors deux choses : l'inflammation de la plèvre et la production d'un liquide dans lequel nagent des fausses membranes.

Dans ce cas le malade est mort avant qu'il y ait eu lésion du périoste ou des côtes. Le tubercule n'a pas encore dépassé l'épaisseur de la plèvre et, par conséquent ne les a pas encore atteints.

Il n'en est pas de même dans d'autres cas. Après avoir décollé la plèvre pariétale, on remarque que le périoste de la face interne d'une ou plusieurs côtes est parsemé de granulations.

La lésion peut se propager jusqu'aux muscles intercostaux et même jusqu'au tissu cellulaire et la peau qui s'ulcère.

Ainsi donc les abcès froids de la plèvre peuvent être l'origine d'abcès froids du thorax. La clinique faisait déjà prévoir qu'il devait en être ainsi. En effet, dans la plupart des observations on voit que la lésion est plus étendue en dedans et, cependant, la face externe des côtes est, plus que la face interne, exposée aux traumatismes. L'anatomie, la pathologie générale et l'anatomie pathologique démontrent jusqu'à l'évidence ce que la clinique ne faisait qu'entrevoir.

Preuves tirées de l'Anatomie. — Les *artères* qui irriguent la paroi thoracique viennent, d'après les auteurs classiques, de l'aorte, de l'intercostale supérieure, branche de la sous-clavière et de la mammaire interne née du même tronc.

M. le Dr Souligoux a montré qu'il faut ajouter à ces trois sources la thoracique postérieure, qui fournit des branches au premier espace et la mammaire externe.

Les artères forment autour de chaque espace intercostal un cercle artériel complet. On trouve en outre, en avant, en arrière et sur les côtés deux séries de rameaux perforants.

Les *ganglions* du thorax siègent aussi en avant, sur les côtés et en arrière.

En avant, ils sont logés dans des fossettes qui existent près du sternum, tout le long de ses bords.

Plongés dans le tissu adipeux qui remplit ces fossettes, ils sont disposés autour des vaisseaux-mammaires.

Sur les côtés on trouve, outre les ganglions axillaires, une série de glandes lymphatiques appendues à l'artère mammaire externe et plus en dedans, entre les deux muscles intercostaux interne et externe, d'autres ganglions très petits.

En arrière, ils sont situés dans la partie postérieure des espaces intercostaux en avant des têtes costales, contre la face antérieure des vertèbres dorsales.

Les *lymphatiques* de la plèvre, admis d'abord par Mascagni, injectés par Dibkowsky, Bizzozero et Salvioli, niés par Sappey sont aujourd'hui connus. *Sur la plèvre pariétale*, ils sont surtout très nombreux au niveau des espaces intercostaux et du muscle triangulaire du sternum, c'est-à-dire, on le voit, là où nous avons trouvé que les abcès froids, dits osseux, étaient surtout fréquents.

Son premier réseau, dit intra-séreux, communique avec un deuxième réseau, le réseau sous-séreux, par des branches obliques ou verticales et va se jeter dans les ganglions antérieurs ou dans les ganglions postérieurs.

Sur la plèvre pulmonaire, se trouve un réseau superficiel à mailles très serrées, formé de vaisseaux très fins, peu bosselés, et un réseau profond constitué par des vaisseaux très larges et remarquables par leurs bosselures très irrégulières.

Ce dernier réseau communique avec le réseau de la séreuse et les réseaux du poumon.

Ces lymphatiques sous-pleuraux du poumon donnent naissance à des troncs qui, après un court trajet, traversent le tissu interlobulaire et vont se jeter dans les ganglions bronchiques.

Ainsi donc, les vaisseaux lymphatiques du poumon et de la plèvre communiquent entre eux et aboutissent d'un côté aux ganglions bronchiques, de l'autre aux ganglions thoraciques.

Voyons, maintenant, si la pathologie générale nous permet d'admettre la propagation du tubercule par les lymphatiques.

Preuves tirées de la Pathologie générale. — Andral, Carswel, Förster, Klebs, M. Hérard et Cornil, ont constaté la présence des granulations dans les lymphatiques, partant d'un foyer tuberculeux. M. Colin ayant inoculé des tubercules à des animaux, a suivi leur propagation par les vaisseaux lymphatiques.

Lépine a vu une lymphangite tuberculeuse des lymphatiques superficiels du poumon aboutissant à un ganglion bronchique volumineux et caseifié.

〃 D'après lui, le ganglion peut être affecté sans que les lymphatiques qui y aboutissent présentent aucune lésion appréciable.

Cruveilher (*Anat. pathol.*, t. IV, pag. 636) écrivait : « Il est infiniment probable que la tuberculisation ganglionnaire est souvent consécutive et comme subordonnée à la tuberculisation des organes avec lesquels ils sont en rapport de circulation lymphatique ».

Parot, en 1875 (*Société de biologie*), établit d'une façon formelle la relation qui existe, et qu'il a toujours observée entre la dégénérescence tuberculeuse des ganglions bronchiques et celle du poumon et de la plèvre considérée comme point de départ.

M. Herwich (Th. Paris, 1877, *Des adénopathies similaires*) revient sur ce sujet.

M. le professeur Charcot (*Revue mensuelle de médecine et de chirurgie*, 1879, pag. 915) admet aussi l'infection à une distance plus ou moins grande par les vaisseaux lymphatiques.

M. Hanot (*Thèse d'agrégation*, 1883) insiste sur l'importance, dans l'histoire anatomique du tubercule, du rapport intime qu'il affecte avec les conduits, suivant dans les tissus et dans les parenchymes l'irrigation sanguine ou lymphatique.

Lejars, dans un mémoire publié dans les *Etudes expérimen-*

tales et cliniques sur la tuberculose (t. III), Goupil, dans sa thèse,
font l'histoire de la lymphangite tuberculeuse et réunissent de
nombreuses observations.

Mais ces auteurs ne parlent que de la tuberculisation des ganglions bronchiques consécutive à la lymphangite tuberculeuse
issue de la plèvre ou du poumon. D'ailleurs, la majorité des
auteurs ont fait comme eux. Cependant M. Verneuil a trouvé
dans un cas un abcès froid consécutif à une adénite des ganglions mammaires internes. M. Souligoux affirme avoir entendu
M. le professeur Farabœuf dire que, sur un sujet d'amphithéâtre,
il avait vu les ganglions retromammaires volumineux et caséeux
coïncidant avec une pleuro-péricardite tuberculeuse. Il dit ensuite
que souvent il a constaté lui-même pareil fait dans une pleurésie
purulente ou à la suite de pleurésie sèche d'origine tuberculeuse. Faisant des injections de mercure dans les lymphatiques
de la plèvre de sujets ayant succombé à la période des cavernes,
il a vu les différents réseaux lymphatiques de la séreuse, et à la
suite de Schrœder, Von der Koll, il est arrivé à injecter même
les lymphatiques des adhérences.

« Sur un premier sujet, dit-il, ayant sectionné la néo-membrane pour la séparer du poumon et après avoir cicatrisé la
ligne de section, j'ai injecté en divers points du mercure et j'ai
eu la satisfaction de voir les vaisseaux lymphatiques se remplir,
gagner la paroi costale et venir se réunir aux lymphatiques intercostaux ; j'ai réussi de même près du diaphragme.

Dans un deuxième cas, j'ai réussi de belles injections sur une
plèvre adhérente et sur une néo-membrane. J'ai répété nombre
de fois ces tentatives, et toujours j'ai obtenu un résultat favorable ».

Et plus loin : « Sur les bords de l'adhérence à la paroi, les
vaisseaux lymphatiques gagnent l'espace intercostal et vont se
jeter dans un gros tronc, d'où part un vaisseau qui longe le
bord supérieur du deuxième espace. Dans l'adhérence verticale

se trouve un vaisseau lymphatique qui la suit dans toute son étendue et va aboutir aux canaux de l'espace intercostal.

Je n'ai pu suivre ces vaisseaux jusque dans les ganglions mammaires, mais ceux-ci étaient plus gros que normalement et adhérents aux couches profondes, l'un d'eux était caséeux.

Preuves tirées de l'anatomie pathologique. — De la plèvre dans la pleurésie tuberculeuse. Voici d'après MM. Kelsch et Vaillard l'état de la plèvre dans la pleurésie tuberculeuse :

La plèvre a perdu sa transparence et son poli normal. Elle est rouge, ecchymosée par places. Son épaisseur peut atteindre de 1 à 2 centim. Son tissu est dur, lardacé, et, sur la coupe, d'un gris opalin. Sa surface est anfractueuse, déchiquetée, creusée de dépressions et hérissée de saillies jaunâtres ou grisâtres. Elle présente des ulcérations miliaires recouvertes d'une matière jaune, grenue, d'aspect caséeux, ainsi que des orifices conduisant à des clapiers profonds et à des trajets tortueux qui s'étendent au loin. Parfois la cavité de l'abcès pleural est segmentée de brides ou d'adhérences reliant les deux feuillets de la plèvre, farcies elles-mêmes de tubercules en voie de dégénérescence.

Le feuillet pariétal contient des tubercules présentant au centre une ou plusieurs cellules géantes, plus en dehors des cellules en voie de dégénérescence et enfin une bordure de cellules embryonnaires.

Ces faits, dans lesquels la pleurésie primitivement pleurale est venue par voie directe ou par voie lymphatique se faire jour à travers la peau, doivent être fréquents. On sait en effet combien les cas de pleurésie sont nombreux et quel rôle joue le plus souvent le bacille tuberculeux dans cette affection.

Plus fréquents sont encore sans nul doute les cas où la lésion a débuté par le poumon.

CHAPITRE III.

Traitement.

————

Historique. — *Première période, moyens médicaux.* — Avant
la fin du xviii⁰ siècle, on employait contre les abcès froids du
thorax tous les moyens médicaux susceptibles d'amener la résorp-
tion du pus (onguent ou emplâtres stibiés, compression, teinture
d'iode, moxas...).

2⁰ *Période ou des incisions.* — Vers 1798 seulement,
Abernethy, en Angleterre, a préconisé le premier l'ouverture
artificielle. Avec un bistouri à lame étroite et mince, il ponction-
nait l'abcès afin de le vider du pus qu'il contenait. Ayant remarqué
qu'après l'entrée de l'air dans la cavité de la poche, le pus se
formait en plus grande abondance, il avait soin de faire la ponction oblique ; de cette façon, l'orifice cutané ne coïncidait pas avec
celui de la poche. En France, à peu près à la même époque,
Boyer d'abord, Bouvier et Guérin ensuite employèrent une
méthode analogue : celle des ponctions obliques successives,
toujours pour éviter l'entrée de l'air, précaution excellente dont
les découvertes récentes sur les associations microbiennes ont
montré l'importante utilité. Après eux, Pelletan réalisa un progrès en employant pour la ponction, non plus un bistouri, mais
un trocart aplati auquel on pouvait visser une seringue permet-
tant de vider la poche plus facilement et plus sûrement.

5

3ᵉ *Période ou des injections après ponction.* — Vers 1850,
Abeille et Boisnet, non contents d'évacuer le pus, voulurent l'em-
pêcher de se reformer et pour cela eurent recours aux injections
dans la poche de liquide modificateur. Le liquide employé par
eux était de la. teinture d'iode (teinture d'iode et eau : ââ, plus
2 gram. d'iodure de potassium pour 100 gram. de mélange).
Ils le laissaient séjourner 8 à 10 minutes dans la poche, vidaient
ensuite cette dernière et fermaient l'orifice avec un morceau de
diachylon. Cette méthode eut d'abord une véritable vogue, mais
ne tarda pas à tomber en désuétude à la suite d'un certain nombre d'insuccès.

Elle fut reprise quelque temps après, et aujourd'hui encore,
nombre de chirurgiens la considèrent comme la méthode de
choix, seulement la teinture d'iode a cédé le pas à l'éther iodoformé.

4ᵉ *Période ou du grattage et de l'extirpation.* — Verneuil con-
serva le principe de la méthode de Boinet en remplaçant la
teinture d'iode par l'éther iodoformé à 5 %, et en donnant l'iodoforme à l'intérieur par la bouche à la dose de 5 à 15 centigr.
par jour. Mais pour lui, ce n'est là qu'un moyen «de modifier
le sang de façon à le rendre peu favorable à la prolifération des
bacilles ou de leurs pores», en un mot de prévenir les auto-
inoculations opératoires.

Aujourd'hui, à l'exemple de l'illustre chirurgien, la majorité
des auteurs préconisent le grattage et l'ablation de la poche et
aussi le nettoyage à la curette de la lésion osseuse et du con-
duit qui la fait communiquer avec la cavité de l'abcès.

Cependant, nous l'avons déjà dit, nombreux sont encore ceux
qui se contentent d'évacuer le pus et de faire une ou plusieurs
injections d'éther iodoformé ou de naphtol camphré (5 %).

En général, c'est là, à notre avis, une pratique défectueuse.
En effet, on voit les malades, ainsi traités, ne bénéficier que

d'une légère amélioration, ou si l'abcès guérit complètement, un autre ne tarde pas à se former, indiquant qu'une des manifestations de la lésion a été supprimée, mais que celle-ci existe toujours.

Nous donnons, à la fin de ce travail, quelques observations, qui montrent bien l'inefficacité des injections, même répétées.

D'ailleurs, il sufit, pour s'en convaincre, de se rappeler que les bacilles de Koch, dans l'abcès tuberculeux, se trouvent surtout à la partie externe de la paroi. C'est par sa périphérie que la lésion progresse, c'est elle qu'il faut supprimer ; or, le liquide modificateur, qu'il appelle teinture d'iode, naphtol camphré ou même éther iodoformé, n'est nullement capable d'arriver à ce résultat.

Si, en outre, on se rappelle que les abcès primitifs sont rares, qu'ils sont le plus souvent consécutifs à une ostéite, à une périostite, à une pleurésie, on comprendra que par les injections on ne peut agir sur ces dernières, et que s'obstiner à les employer seules, c'est condamner le malade aux récidives, aux fistules intarissables, à la mort à bref délai.

DU TRAITEMENT PROPREMENT DIT.

« La médication interne, hygiénique ou pharmaceutique, écrivait Verneuil, ne pouvant, malgré son incontestable utilité, remplacer complètement les actes chirurgicaux, mécaniques ou opératoires, dans la cure des affections tuberculeuses externes, et ces actes, même les plus bénins en apparence, pouvant amener des catastrophes, il ne reste d'autres ressources que de chercher les moyens de prévoir, de prévenir et de conjurer ces dernières ».

Voilà, magistralement décrites en quelques lignes, les conditions que doit remplir le traitement des abcès froids. Il doit être prudemment chirurgical, hygiénique et reconstituant.

Les catastrophes dont parle Verneuil, la méningite, l'infection générale, sont devenues moins fréquentes grâce aux progrès immenses faits par la chirurgie antiseptique. D'ailleurs, depuis qu'on connaît le danger de l'intervention chez les tuberculeux avancés, on fait moins d'opérations inopportunes.

Traitement local. — Le premier acte, non le moins important, consiste dans l'asepsie du champ opératoire. On pratique ensuite l'anesthésie. L'incision étant faite, assez large, on tombe sur l'enveloppe de la tumeur, qu'on essaie d'isoler des parties périphériques. Si pendant ces manœuvres la poche est ouverte, deux pinces à forcipressure saisissent chacune des lèvres de la perforation, et on sépare au bistouri la membrane des tissus qui l'entourent.

Si l'on a affaire à un tuberculome il ne reste plus, après l'extirpation de la poche, qu'à râcler la cavité avec la curette de Volkmann, cautériser au chlorure de zinc au dixième et suturer.

Mais, nous le savons, le plus souvent l'abcès est secondaire. Derrière cette poche s'en trouve une autre plus étendue, plus importante, plus rapprochée de l'ostéite ou de l'inflammation de la plèvre.

Si on n'extirpe pas cette poche postérieure, on ne fait qu'une opération tout à fait incomplète, cette portion de l'abcès continuant sa marche envahissante deviendra l'origine d'une fistule intarissable ou s'ouvrira même dans la plèvre.

D'autre part, il est très difficile de déceler le petit orifice caché dans les muscles intercostaux. Aussi faut-il réséquer un morceau de côte. On peut réséquer une ou même deux côtes, sans qu'il en résulte une déformation appréciable.

Cette résection n'est pas dangereuse, quoi qu'on en ait dit, car il est facile de pincer l'artère intercostale, et, d'autre part, l'ouverture de la plèvre se ferme assez facilement au moyen d'une pince à forcipressure. Le pus tuberculeux peut, il est vrai, tomber dans la cavité pleurale; mais si on a fait une incision très large, il a, au contraire, de la tendance à s'évacuer en avant. La résection costale faite, il sera facile de pénétrer avec le doigt dans la poche postérieure, de la curetter, d'enlever la portion de plèvre malade, de vider même la collection pulmonaire, si elle existe, et de cautériser la cavité au chlorure de zinc.

Après bourrage de la cavité à la gaze iodoformée, on réunit au fil d'argent la plaie des parties molles, sauf à son extrémité supérieure, par laquelle on fait sortir le bout de la mèche de gaze. Pansement antiseptique.

Taitement général. — « Le succès chirurgical n'est point tout, écrivait M. Forgue; il a, comme complément obligé, le succès thérapeutique, que seul peut assurer un traitement post-opératoire ».

Après l'extirpation de l'abcès, la fièvre disparaît, l'appétit revient. Il faut profiter de cet armistice pour instituer une médication générale dans laquelle l'opéré puisera les éléments de sa reconstitution et de sa résistance aux agressions bacillaires nouvelles. Car, ne l'oublions pas, si la manifestation est supprimée, la disposition originelle, la diathèse, reste.

Mais par le mot « médication générale » nous n'entendons nullement toutes ces préparations créosotées, benzoïques, iodoformées, etc., qui n'ont d'autre effet que de fatiguer ces estomacs déjà passablement intolérants.

Or, le tuberculeux qui ne se nourrit pas est livré sans ressources à son ennemi.

Aussi, au lieu de diminuer l'appétit, faut-il chercher à l'augmenter; et, dans ce but, au lieu de droguer le malade, mieux vaut lui prescrire une nourriture saine et abondante.

On connaît les magnifiques résultats de la suralimentation préconisée par Debove. D'autre part, il ne faut pas oublier que le bon air et surtout l'air du large est pour ces malades le meilleur des apéritifs, et les bains salés le plus efficace des reconstituants. L'opération faite, la plaie cicatrisée, il faut donc envoyer le malade aux eaux chlorurées. Quelques mois passés à Salies, à Banyuls, aux Salins de Béarn ou du Jura « valent mieux que tous les antibacillaires prônés et rendent durables les cures chirurgicales » (Forgue). Malheureusement, c'est là chose facile seulement pour les privilégiés de la fortune.

OBSERVATIONS

Abcès froids d'origine périostique

Observation V.

(Empruntée au Mémoire de M. CHARVOT).

Périostite externe suppurée chronique de la tubérosité interne du tibia
gauche et des 9e, 10e, 11e côtes droites.

Pierre M..., 23 ans, entré au service le 6 janvier 1876. Pas
d'antécédents héréditaires, mais pendant son enfance il a présenté
quelques accidents strumeux. En mai 1876, douleur et gonflement à la partie supérieure de la tubérosité interne du tibia. En
août 1876, sur le côté droit du thorax, tuméfaction dure et indolente au niveau du tiers postérieur des 8e, 9e, 10e, 11e côtes.
Cette tumeur resta stationnaire jusqu'au mois de décembre, puis
se ramollit et s'ouvrit, ainsi que l'abcès périostique du tibia.
Orifice fistuleux thoracique, à bords œdémateux et décollés, à
fond couvert de fongosités pâles et mollasses, donnant passage à
du pus jaunâtre, mélangé de grumeaux. Amaigrissement notable;
tous les soirs mouvement fébrile.

Observation VI.

Abcès et fongosités sus-périostiques de la 6e côte gauche. — Collection
albumineuse sous-périostique. — Abcès froid dans la cavité abdominale.
— Maladie bronzée d'Addison.

Rose P..., âgée de 48 ans, entre le 3 août 1881 à l'Hôtel-
Dieu, Saint-Eloi, dans le service du Dr Tédenat, suppléant le

professeur Courty. Son père est mort à un âge très avancé d'une maladie de cœur, sa mère a succombé à 39 ans, phtisique. Un de ses frères est mort à 11 ans de méningite. Rose P... a toujours eu la santé délicate, mais n'a jamais eu de maladie grave. Cuisinière dans de bonnes maisons, elle a toujours été bien nourrie.

La maladie pour laquelle elle entre à l'hôpital a commencé il y a deux ans sans cause appréciable. Pendant les quatre ou cinq premiers mois, douleur sourde, profonde, localisée un peu au-dessous du sein, augmentée par la pression ; d'ailleurs, pas de rougeur, pas de tuméfaction. Au bout de ce temps, les douleurs persistant, il se produisit une plaque ovalaire, rosée et pâteuse, qui s'ouvrit au bout de sept ou huit mois et laissa couler un liquide que la malade compare à celui d'une bulle de vésicatoire. Alors les douleurs diminuèrent très sensiblement. L'écoulement a cessé depuis deux mois et la tuméfaction augmente progressivement, les douleurs deviennent de plus en plus vives.

3. La malade, amaigrie, sans forces, sans appétit, présente, soit sur la peau, soit sur la muqueuse buccale, la pigmentation de la maladie bronzée d'Addison. Depuis deux ou trois mois que cette pigmentation a commencé, elle éprouve des douleurs vagues dans la région du rein gauche, et là on constate l'existence d'une poche fluctuante du volume des deux poings. La pression n'augmente guère les douleurs, et il n'y a ni empâtement du tissu cellulaire sous-cutané ni rougeur de la peau.

Sur la sixième côte existe une tumeur allongée dans le sens de l'os, longue de 7 ou 8 centim., large de 4 en moyenne. molle et fluctuante au centre, où la peau est violacée, amincie, près de se rompre ; dure à la périphérie, où la peau est d'un rouge vif. La tumeur adhère manifestement au squelette.

La malade ne tousse pas, et il n'existe aucun signe de tuberculisation pulmonaire ; mais l'affaiblissement, les sueurs nocturnes, une diarrhée habituelle depuis quelques semaines, la présence dans la région rénale d'une collection purulente, froide, portent M. Tédenat à admettre une ostéo-périostite tuberculeuse de la côte et des dépôts tuberculeux dans la région de la capsule surrénale gauche.

VI gouttes, liqueur de Fowler. Vin de quinquina. Bonne alimentation.

5. Incision étendue tout le long du grand diamètre de la tumeur sus-costale. Liquide séro-purulent, granuleux. L'os est partout recouvert par le périoste, rouge, tomenteux ; en aucun point la côte ne paraît dénudée. Râclage modéré de la cavité, qui est remplie d'iodoforme. Pansement antiseptique.

8. Pas de modification dans l'état général ; pas de réaction fébrile. Plaie en bon état. Même pansement.

11. Depuis quatre jours, la malade se plaint de douleurs assez vives un peu en avant de la plaie. Là existe une tuméfaction dure, faisant corps avec la côte, douloureuse à la pression. La peau est d'un rouge vif. La plaie est couverte de bourgeons charnus de bon aspect et suppure peu. Même pansement.

13. Les douleurs ont persisté ; la tuméfaction, plus prononcée, s'étend sur une surface de 5 ou 6 centim. carrés ; elle est subfluctuante au centre, dure à la périphérie. Incision d'où s'écoule un liquide séro-albumineux collecté sous le périoste. Ce foyer ne communique pas avec la plaie sus-périostique, au niveau de laquelle le périoste n'est pas décollé.

La surface de l'os est rouge vineux, grenue, raréfiée, avec des points gris jaune qui sont certainement des tubercules. Iodoforme et pansement antiseptique.

16. Les douleurs sont calmées depuis l'incision, mais l'état général s'aggrave progressivement ; la couleur bronzée des téguments se prononce de plus en plus. Sueurs la nuit ; diarrhée ; fièvre le soir ; pas de toux ; aucun signe physique de tuberculose pulmonaire.

6

La plaie sus-périostique et la surface de l'os sont recouvertes de bourgeons fongueux ; la côte présente les lésions d'une carie superficielle. Même pansement.

20. Résection de 5 centim. de côte ; le tissu osseux est dans toute son épaisseur très raréfié et à la coupe présente des nodules tuberculeux très nets, et de petits foyers purulents. Même pansement.

4 Septembre. La malade quitte l'hôpital ; la plaie a meilleur aspect, bien que l'aspect général soit devenu plus mauvais.

Observations d'abcès froids d'origine osseuse.

Observation VII.

(Empruntée au Mémoire de M. SOULIGOUX).

Le nommé Eugène D..., âgé de 37 ans, reçut au niveau du mamelon un coup de couteau.

Il en résulte une plaie fistuleuse avec nécrose osseuse qui nécessita le grattage de la poche et la résection des cartilages costaux, le 6 janvier 1891.

On constate à l'examen une plaie fistuleuse à bords douloureux, fongueux, d'où s'écoule un pus mal lié. Un stylet introduit par un orifice montre des décollements sous-cutanés.

La paroi est incisée à ce niveau, et on voit que les cartilages et les côtes sont altérés, recouverts de fongosités qui s'enfoncent à travers la paroi par des pertuis qui conduisent à leur face interne.

Les cinquième, sixième et septième cartilages costaux et la portion des côtes attenantes sont réséqués. La plaie n'est pas suturée. Le pansement se compose de gaze imbibée de naphtol. Après un temps assez long, le malade sort complètement guéri.

Cette observation montre bien l'influence du traumatisme sur l'éclosion de la tuberculose.

Observation VIII.

Nécrose du sternum.—Résection.—Hémorrhagie de la mammaire interne.
(Verneuil; Société de Chirurgie, 4 novembre 1874)

En 1870, j'ai eu à traiter, à l'hôpital Lariboisière, un malade atteint de nécrose du sternum. L'ablation du séquestre, faite avec toutes les précautions imaginables pour ne pas blesser l'artère mammaire interne ou l'une de ses branches, fut, cependant, suivie d'une hémorrhagie très abondante que j'essayai vainement d'arrêter en bourrant la cavité à l'aide d'une éponge introduite de force. La difficulté, sinon l'impossibilité, de rechercher et de lier les deux bouts d'une artère dans une cavité profonde tapissée de bourgeons fongueux et friables, la difficulté de lier l'artère mammaire à distance au-dessous du point lésé, le danger de la cautérisation au fer rouge ou du tamponnement forcé avec ou sans agents styptiques au voisinage des cavités pleurales, péricardique et médiastine, m'engagèrent à chercher autre chose. Portant alors l'extrémité de l'index gauche sur le siège présumé de l'hémorrhagie, je réussis par tamponnement à arrêter le sang par la pression digitale.

Choisissant ensuite, parmi les instruments que j'avais sous la main une simple pince à pansement, à branches croisées, à mors demi-olivaire assez fort et à fermeture rendue permanente, j'en glissai doucement et aussi obliquement que possible les mors entr'ouverts au-dessus de la pulpe du doigt ; et, saisissant les parties molles sous-jacentes, je rapprochai et fermai les branches.

L'écoulement sanguin fut ainsi définitivement arrêté. La pince, fixée et laissée en place pendant 48 heures, fut ensuite enlevée, sans que l'hémorrhagie ait reparu.

Observation IX.

(Communiquée par M. le professeur FORGUE).

Abcès froid thoracique d'origine costale. — Extirpation. — Guérison.

J. L..., sergent au 2ᵉ génie, entre, le 28 janvier, salle Lallemand, n° 2.

Antécédents héréditaires. — Frère mort d'une maladie de poitrine. Parents en bonne santé.

Antécédents personnels.— A eu la scarlatine dans son enfance ; s'enrhumait facilement l'hiver.

Le malade présentait au niveau de la 9ᵉ côte, à 12 centim. du bord gauche du sternum, une tumeur ovoïde, très allongée formant un véritable bourrelet, saillant de 25 centim. au moins, dont le point culminant répondait à peu près à la ligne axillaire. La peau était normale d'apparence, mais la tumeur présentait une fluctuation obscure.

25 janvier. *Opération.* — Anesthésie. Incision de 15 centim. Dissection rapide de la peau au-dessus de la tumeur, qui est ainsi mise à nu. Quand la tumeur est ainsi largement découverte, on incise l'abcès, d'où s'écoule du pus grumeleux, et l'on arrive ainsi jusqu'au contact de la neuvième côte, que l'on dénude. Cette côte est très profondément altérée ; sur un point répondant à peu près à la partie moyenne de la tumeur, l'ostéite raréfiante a tellement amoindri sa résistance qu'elle se brise sous la simple pression de la rugine glissée sous elle. J'extirpe en deux morceaux une longueur de côte égale à 9 centim. à peu près. La section, faite avec la cisaille de Mathieu, porte sur des parties saines ; au contraire, les deux bouts de chacune de ces pièces costales montrent, sur une longueur de 4 centim., un os vermoulu,

travaillé par l'ostéite raréfiante, avec des canaux de Havers remarquablement dilatés.

L'excision de la côte permet un grattage très soigné du feuillet pleural sous-jacent, qui est épaissi, recouvert de fongosités, mais qu'on arrive à nettoyer à fond sans ouvrir la plèvre. A ce moment, on termine l'opération par l'excision de toutes les parties molles répondant à l'abcès sous-cutané, qui est ainsi enlevé avec la pleine épaisseur des muscles adjacents et sans qu'aucun tissu suspect puisse persister.

Curettage. — Cautérisation au chlorure de zinc. Suture au crin de Florence.

Le malade est complètement guéri.

Abcès froids d'origine pleuro-pulmonaire

Observation X.

(Communiquée par M. le professeur Forgue).

Pleurésie antérieure avec fistule cutanée. — Résection de la 8e et de la 9e côte. — Curettage. — Cautérisation au chlorure de zinc. — Guérison.

Clémentine M..., âgée de 60 ans, entre dans le service de M. le professeur Forgue, le 6 novembre 1895, salle Jean Louis Petit, où elle occupe le lit n° 1.

Antécédents héréditaires. — Père mort de pneumonie.

Antécédents personnels. — La malade est sujette aux bronchites. Il y a vingt ans, elle a eu un érysipèle de la face. Au mois de décembre 1894, elle eu une pleurésie droite qui a été traitée au moyen de convulsifs locaux. Au bout de quelques jours, la malade a repris ses occupations; mais en février 1895, c'est-à-dire trois mois après, elle s'aperçoit qu'elle a sur le côté gauche de la poitrine une tumeur qui fait saillie entre deux côtes. Cette tumeur, d'abord grosse comme une noix, grossit, les jours suivants, sans s'accompagner de phénomènes généraux appréciables. La semaine suivante, cette tumeur s'accroît encore, la peau rougit, s'échauffe, une fistule se forme.

Elle consulte alors un médecin, et M. le professeur Forgue lui fait une thoracotomie qui donne issue à une grande quantité de pus.

M. Forgue, ayant été obligé de s'absenter, la malade se fait des pansements d'une asepsie très relative.

Aussi état stationnaire jusqu'au mois d'octobre 1895. A cette époque, la malade ressent une douleur sourde au niveau du point où avait été fait l'empyème ; en même temps elle est prise de dyspnée ; ses forces diminuent progressivement.

Elle entre dans le service le 6 novembre 1895.

Etat actuel. — La malade est très amaigrie et s'alimente peu.

Au niveau de la 8ᵉ côte gauche, à 10 centim. environ du bord gauche du sternum, on constate un orifice fistuleux par lequel la pression fait sourdre du pus grumeleux, très fétide. Toute la région avoisinante est empâtée.

La percussion dénote une matité absolue sur toute la partie inférieure du côté gauche du thorax. La respiration est silencieuse.

La courbe de température est irrégulière, à exaspération vespérale arrivant à 38°,5 tous les jours.

Opération. — 15 novembre 1895. Incision de 18 centim.

On rabat en haut et en bas un lambeau cutanéo-musculaire qui met à nu la paroi thoracique sur une largeur de 7 centim.

La sonde cannelée m'indiquant, par la profondeur de son

introduction, l'existence d'un foyer pleural comme lésion initiale ou dominante, je résèque sur une étendue d'une douzaine de centimètres la 8ᵉ et la 9ᵉ côte. Avec la curette on abrase des fongosités qui recouvrent le feuillet pariétal de la plèvre considérablement épaissi ; puis j'incise à fond sur toute l'étendue de la plaie ce feuillet pariétal. J'ouvre ainsi une large cavité de pleurésie enkystée occupant le sinus costo-diaphragmatique d'une hauteur, en arrière, de 8 à 9 centim. affectant la forme d'un coin à base axillaire et à pointe sternale ; dans la partie supérieure et interne, la paroi de cette cavité est formée par le sac péricardique épaissi par des néomembranes. Je curette la paroi costale et la paroi sus-diaphragmatique à cette poche.

Tamponnement à gaze iodoformée. Drainage. Suture aux fils métalliques. Pansement compressif.

18. Pansement très souillé. On change le tampon de gaze.

25. Enlèvement des fils. Il persiste un trajet fistuleux par lequel la pression fait sourdre un pus assez bien lié, moins fétide qu'avant l'intervention.

Actuellement, la malade est sur le point de sortir, car elle est à peu près guérie ; son état général, qui s'est relevé dès le lendemain de l'opération, est excellent. La plaie est presque complètement fermée : sur un point seulement, persistent quelques bourgeons charnus.

Observation XI.

(Communiquée par M. De Rouville).

Pleurésie antérieure. — Tuberculose pulmonaire. — Abcès de la paroi thoracique gauche. — Résection de la 5ᵉ et de la 6ᵉ côte. — Extirpation — Curettage. — Cautérisation au chlorure de zinc. — Guérison de l'abcès. — Amélioration de l'état général.

D... J., employé d'octroi, âgé de 43 ans, entre dans le service de notre Maître, le professeur Duplay, suppléé par le professeur agrégé Delbet, le 23 juillet 1894.

Antécédents héréditaires. — Père mort de pneumonie trois mois avant la naissance de son fils. Mère 70 ans, présente une gomme tuberculeuse au niveau de la cuisse gauche.

Antécédents collatéraux. — Une sœur morte à 12 ans, d'une affection dont le malade ne peut spécifier la nature; elle avait toujours été malade et avait beaucoup maigri.

Antécédents personnels. — Le malade s'est toujours bien porté jusqu'à l'âge de 40 ans; il n'a jamais eu la syphilis. Il y a trois ans, il fait une pleurésie gauche, d'allure chronique, sans symptômes bruyants, qui le retient au lit six semaines, et dont il ne s'est jamais complètement remis; il a toujours toussé depuis, et il s'enrhume avec une grande facilité. Il n'a jamais craché le sang.

C'est un homme profondément amaigri, d'aspect tuberculeux; il tousse et il est oppressé. Espaces intercostaux fortement déprimés; côtes saillantes; dépressions sous-claviculaires très marquées. Omoplates très en saillie. Il existe aux deux sommets, en arrière et en avant, une matité très nette, surtout prononcée à gauche. Sonorité normale des bases et de la partie moyenne des deux poumons. La respiration est rude au niveau des deux sommets; pas de craquements. Expiration prolongée surtout à gauche.

Il entre à l'hôpital pour une petite tumeur, apparue il y a 4 mois, au niveau de l'articulation chondro-costale de la cinquième côte gauche. Depuis sa pleurésie, le malade a toujours souffert à ce niveau; matité et obscurité de la respiration localisée en ce point. La tumeur, reconnue par hasard par le malade, est petite et ne dépasse pas le volume d'une amande, elle est allongée dans le sens de la côte, avec laquelle elle semble faire corps; elle est rénittente, indolore à la pression, irréductible, immobile; elle ne paraît pas avoir augmenté de volume depuis 4 mois.

En présence de l'état général du malade, de ses antécédents

pleurétiques, de son amaigrissement considérable et surtout des signes stéthoscopiques signalés, nous n'hésitons pas sur la nature de la tuméfaction qu'il présente, et nous portons le diagnostic ferme d'abcès froid thoracique d'origine probablement costale. M. Delbet confirme notre manière de voir et veut bien nous confier le soin de l'opération.

Le 2 août, au matin, nous faisons une incision de 7 à 8 centim. au niveau de la tumeur et parallèle à son grand axe. Immédiatement au-dessous de la peau incisée, nous tombons sur l'enveloppe de la tumeur épaisse, fibreuse. Nous essayons de l'isoler des parties périphériques, muscles intercostaux, côtes, mais, pendant ces manœuvres, nous ouvrons la poche ; il s'écoule un dé à coudre environ de pus, d'aspect nettement tuberculeux. Deux pinces à forcipressure saisissent chacune des lèvres de la perforation, et nous séparons au bistouri la membrane d'enveloppe des tissus qui l'entourent. Nous enlevons ainsi complètement ces parois de l'abcès, et pensons en avoir fini ; mais à travers l'espace intercostal, immédiatement au-dessous de la côte supérieure, nous voyons sourdre quelques gouttes de pus venant de la profondeur, nous incisons franchement l'espace intercostal dans une étendue de 7 centim., et aussitôt une véritable nappe purulente se présente, qui inonde le champ opératoire ; il sort ainsi un demi-verre de pus. L'index, introduit dans la cavité sous-costale qui résulte de cette évacuation, ne parvient pas à en déterminer les limites. Nous réséquons alors 6 centim. de la cinquième côte ; il nous est dès lors facile de juger de l'étendue de la poche médiastine et de voir que les parois en sont formées par la plèvre pariétale en dedans, refoulée, flottante et épaissie, et par la face pleurale de la cinquième et de la sixième côte. Nous réséquons 3 centim. de cette dernière ; par la brèche thoracique ainsi pratiquée nous grattons à la curette toutes les parties accessibles de la cavité et touchons au chlorure de zinc.

Nous bourrons la cavité à la gaze iodoformée ; la plaie des

7

parties molles est réunie au fil d'argent, sauf à son extrémité supérieure, par laquelle sort le bout de notre mèche de gaze. Pansement antiseptique. Le malade est remporté dans son lit. Le soir, la température est de 37°.

La nuit suivante, le malade est agité et tousse plus que de coutume ; il y a un peu de fièvre, et le thermomètre marque 38°, le lendemain matin.

Les jours suivants, tout rentre dans l'ordre ; nous enlevons, quatre jours après l'intervention, la mèche de gaze iodoformée, et la remplaçons par un drain en caoutchouc de petit volume. La plaie est parfaitement réunie ; il ne sort, par l'ouverture supérieure, que quelques gouttes de liquide séro-purulent.

Le malade a bon appétit, passe d'excellentes nuits, et reprend des forces.

Les côtes réséquées sont examinées avec le plus grand soin ; il nous est impossible d'y découvrir la moindre lésion, même superficielle ; les deux faces et les deux bords sont absolument intacts.

Observation XII.

(Empruntée au Mémoire de M. le Dr Souligoux).

La nommée Louise R..., âgée de 20 ans, lingère, est entrée à l'hôpital Lariboisière, salle Elisa-Roy, pour un abcès siégeant sous le sein gauche à la hauteur de la sixième côte. Sa sœur est morte de tuberculose pulmonaire, elle-même n'a pas de lésions appréciables du côté du poumon.

Il y a six mois, elle ressentit, du côté gauche, une douleur vive gênant l'inspiration, survenue sans cause appréciable. L'abcès a débuté ou plutôt est apparu il y a environ deux mois ; quand la malade entre dans le service, il a le volume d'un œuf de pigeon. Trois semaines après le début, il s'ouvre à l'extérieur par deux trajets fistuleux. Un stylet, introduit par les orifices, permet de reconnaître la côte sous-jacente dénudée et rugueuse.

Le 27 octobre 1891, on fait huit injections, chacune de deux gouttes d'une solution de chlorure de zinc au sixième. Le 8 novembre, la palpation révèle la présence d'un deuxième foyer situé au-dessus du précédent ; le stylet n'indique pas qu'il y ait, à ce niveau, de lésions osseuses.

Opération, 15 novembre. — On fait une première incision suivant la courbe inférieure du sein gauche, une deuxième passant au-dessous de l'orifice inférieur circonscrivant toute la peau, sur laquelle débouchent les deux trajets fistuleux. Cette portion de peau est réséquée, le sein est relevé en haut, et on arrive sur le foyer fongueux, deux côtes dénudées et nécrosées sont enlevées. Sous ces côtes se trouve la partie la plus considérable de l'abcès qui est en communication avec la poche superficielle par une multitude de pertuis remplis de fongosités ; un de ces pertuis, qui se dirige près du sternum, est excisé.

La plèvre, qui forme la paroi profonde de l'abcès sous-costal, et parsemée de rugosités et d'infiltrations calcaires. Ce premier foyer détruit, on s'adresse à l'abcès rétro-mammaire, qui présente absolument les mêmes lésions, pertuis nombreux remplis de fongosités, avec cette différence toutefois, que la côte n'est plus dénudée sur sa face externe, comme le montrait le stylet, mais qu'elle est érodée au niveau de son bord supérieur. Par les pertuis, on pénètre dans une vaste poche située sous les quatrième et cinquième côtes. Ces côtes sont réséquées, et les fongosités grattées à la curette tranchante.

Par un de ces orifices, on pénètre dans la troisième poche. M. Peyrot opère avec la plus grande prudence, car le cœur bat sous la main, et on constate qu'on se trouve dans un foyer tuberculeux situé entre les deux foyers de la plèvre. On voit sous la plèvre viscérale, à la partie externe de la poche, s'avancer le poumon pendant l'inspiration. En examinant ce foyer, on constate un trajet s'avançant jusque sous le sternum.

Il est enlevé à la curette tranchante. Sur la plèvre viscérale épaissie, au niveau de l'abcès, existent quelques pertuis qui sont aussi ruginés.

Puis la plaie est touchée à la solution phéniquée à 20 % ; suture après une seule ligature artérielle, la poche est remplie de gaze iodoformée, on laisse un orifice à la partie supérieure.

La guérison est complète le septième jour.

Deux mois après, cette jeune fille revient. Un trajet fistuleux est apparu à l'angle externe de la plaie, des fongosités s'y sont développées.

Elle est opérée à nouveau dans le service de M. le professeur Le Fort. On suit la même ligne opératoire, et on arrive sur les parois fongueuses avec de nombreux pertuis. Deux côtes sont dénudées. Il n'y a pas cependant de foyer profond. Cautérisation à l'acide phénique ; suture.

La réunion n'est pas parfaite, et il reste à la portion moyenne un trajet fistuleux, fongueux, qui est, à différentes reprises, cautérisé au nitrate d'argent et qui diminue de jour en jour.

J'ai revu, il y a quelques jours, cette jeune fille ; elle revient de la campagne, où elle est restée six mois : elle a bonne mine et est complètement guérie.

Observation XIII.

(Empruntée au Mémoire de M. le Dr SOULIGOUX).

Abcès froid du thorax. — Pleurésie antérieure.

Le nommé Jacques B..., âgé de 26 ans, exerçant la profession de chapelier, entré le 7 septembre, salle Lisfranc, où il occupe le lit n° 8.

Antécédents héréditaires. — Sans valeur. Pas de tare dans la famille.

Antécédents personnels. — A exercé jusqu'à il y a quatre ans le métier de cultivateur. A cette époque, il est venu à Paris, où il a exercé le métier de chapelier. Pas de syphilis. Pas d'alcoolisme.

Au mois de juin 1887, le malade accusait un violent point de côté dans le flanc gauche.

L'abcès a débuté insidieusement, sans cause avérée, a augmenté graduellement sans douleurs et sans symptômes généraux.

État actuel. — Tumeur présternale s'étendant à gauche jusqu'à 10 centim. de la ligne médiane. Pas de troubles fonctionnels.

Fluctuation bien nette, aucune douleur à la palpation.

Auscultation. — Ne décèle aucune lésion, cependant cet homme accuse avoir maigri un peu dans ces derniers temps.

Opération le 10 septembre. — Ouverture dans toute sa longueur, pas d'os dénudé. Grattage, drainage. Pansement iodoformé. Sorti guéri le 4 octobre.

Observation XIV.

Tuberculose pulmonaire. — Abcès froid des parois thoraciques. — Pas de lésions osseuses apparentes.

Le nommé Jean P..., âgé de 34 ans, exerçant la profession de cocher, est entré le 20 mai, salle Lisfranc, hôpital Tenon, où il occupait le lit n° 14.

Antécédents héréditaires. — Sans valeur. Pas de tare dans la famille.

Antécédents personnels. — Bonne santé dans l'enfance.

A l'âge de 13 ans, fièvre qui dure un mois.

Abcès sur les joues.

A 23 ans, nouveaux abcès de fièvre avec syncope.

Il était au service militaire et raconte qu'on a porté le diagnostic de bronchite.

A 26 ans, chute dans une cave. Contusions multiples. Hémoptysies assez abondantes.

Il y a deux ans et demi, il est serré contre un mur par un cheval.

Peu de temps après, il voit apparaître à la région présternale une petite tumeur qui grossit rapidement.

Il y a huit mois, nouvelle atteinte de bronchite.

Le malade, plutôt étonné que souffrant de sa tumeur, vient nous consulter.

Etat local. — Siège dans la région chondro-sternale droite près de l'appendice xiphoïde.

Volume d'une tête de fœtus. Peau un peu rouge mais saine, adhérente à la partie supérieure et légèrement amincie.

Bourrelet circulaire limitant la tumeur, qui est incolore, irréductible, sans battements.

Etat général. — Assez bon ; mais l'auscultation révèle une induration manifeste du sommet du poumon droit.

Opération, 28 *mai* 1887. — Incision parallèle au bord droit du sternum, longue de 10 centim.

Raclage de la cavité qui présente quelques prolongements à travers les espaces intercostaux. Pas de lésions osseuses. Lavage, drainage, sutures.

Guérison. Sorti le 27 juin 1887.

Observations de traitement par injections.

(Empruntées au Mémoire de M. le Dr Souligoux).

Observation XV.

Abcès froid latéral.

J..., âgé de 49 ans, sellier, entré salle Nélaton, lit 25, le 28 janvier 1890.

Sortie 26 février 1890.

Abcès costal situé au niveau de la dixième côte droite, sur le prolongement de la ligne axillaire, du volume de deux poings.

Cet abcès fut traité autrefois par des injections d'éther iodoformé, il avait guéri.

La guérison ne s'est maintenue qu'un an et demi.

Incision ; grattage de la paroi ; guérison rapide.

Observation XVI.

Abcès latéral du thorax.

Julien F..., 16 ans, entré le 4 mai 1889, lit 8 *bis*.

Nous ne trouvons que ces indications : abcès volumineux au niveau de la face latérale externe du thorax, ayant débuté il y a un mois environ.

Ponction et injection de naphtol.

Sorti le 22 juin. La tumeur a diminué, mais le malade n'est pas guéri, puisque nous trouvons ces mots : Reviendra se faire panser.

Observation XVII.

Tuberculose pulmonaire. — Abcès froid postérieur siégeant près de l'épine de l'omoplate.

Le nommé Alexandre Cy..., 53 ans, occupe, salle Nélaton, le lit n° 14.

Il est entré le 28 avril 1889.

Ce malade est un tuberculeux présentant aux deux sommets des lésions avancées. Il porte très près de l'angle inférieur de l'omoplate un abcès profond volumineux.

9 avril. On pratique une ponction qui donne issue à 150 gram. de pus fétide, et on injecte dans la poche une solution de naphtol alcoolisé à 3 %.

26 avril, 17 mai, 7 juin. Nouvelle ponction et injections.

12 juin. Le malade sort amélioré ; le volume de l'abcès a diminué, la capacité paraît particulièrement très peu considérable.

La suite de l'observation porte qu'il reviendra se faire faire de nouvelles injections.

Observation XVIII.

Abcès froid sous-trapézien.

Le nommé R..., âgé de 27 ans, exerçant la profession de garçon de bureau, est entré le 6 janvier, salle Nélaton, n° 27 ; il en est sorti le 30 mars.

Antécédents héréditaires. — Mère morte, tuberculeuse.

Antécédents personnels. — La malade boîte depuis son enfance.

Depuis quelque temps, il a des sueurs nocturnes.

A l'auscultation, on entend, au sommet gauche, de l'affaiblissement du murmure vésiculaire et un peu d'inspiration rude.

Il y a un mois, il a remarqué au niveau sus-épineux un abcès qui a évolué lentement et sans aucune douleur. Actuellement, cette collection est à peu près du volume d'une tête de fœtus.

Elle est indolente et située sous le muscle trapèze ; elle n'est pas mobile sous la main ; une ponction retire 325 gram. de pus. On injecte dans l'abcès 40 gram. de naphtol.

4 février. Ponction, pus 400 gram. Injection de 60 gram. de naphtol.

16. Ponction, pus 300 gram. Injection de naphtol, 60 gram.

2 mars. Ponction, pus 350 gram. Injection naphtol, 40 gram.

9. Ponction, pus 350 gram. Injection naphtol, 80 gram.

Le malade sort, mais revient, se fait resoigner à la consultation.

23 mai. Ponction, pus 320 gram. Injection naphtol, 100 gram.

Observation XIX.

Abcès froid des parois thoraciques. — Pleurésie antérieure.

Le nommé Charles B..., âgé de 50 ans, est entré le 23 mars 1890, salle Nélaton, nº 2 *bis*.

Antécédents personnels. — Pleurésie à droite il y a deux ans.

Depuis trois mois, il assiste au développement d'une tumeur située entre le bord spinal de l'omoplate et la colonne vertébrale ; elle est fluctuante, c'est un abcès froid. La colonne vertébrale n'est pas douloureuse. On ne peut songer à une tuberculose des vertèbres.

Première ponction le 27 mars : 450 gram. de pus. Injection : 10 gram. d'éther iodoformé.

8

Deuxième ponction, 1ᵉʳ avril : 200 gram. de pus. Injection : 10 gram. d'éther iodoformé.

Le malade sort le 11, non complètement guéri.

Observation XX.

Abcès froid thoracique. — Injections de naphtol.

Le nommé Victor D..,, âgé de 44 ans, ébéniste, occupe, salle Nélaton, le lit n° 26, du 15 décembre 1890 au 11 février 1891.

On trouve sous la paroi antéro-latérale du thorax un abcès froid de 7 à 8 centim. de haut sur 7 centim. de large, immédiatement en dedans et au-dessous du mamelon.

Ponction le 17 décembre et injection de naphtol.

Le liquide se reproduit rapidement, et au bout de deux jours la poche est plus tendue qu'avant la ponction.

25. On veut faire une nouvelle injection, mais la ponction faite avec un gros trocart ne donne aucun résultat, car le contenu est grumeleux et contient des caillots. C'est à peine si l'on peut retirer quelques gouttes de ce liquide.

31. La poche augmente de volume, s'étend vers la partie moyenne du thorax ; la peau, au point où a été pratiquée la ponction, devient rouge. Une nouvelle ponction donne issue à trois ou quatre cuillerées de liquide sanguinolent épais. Injection de naphtol à 5 °/₀.

26 janvier. Nouvelle ponction et injection. Il s'écoule un liquide couleur chocolat; la peau continue à rougir, finit par s'ulcérer, et l'abcès s'ouvre spontanément le 8 février.

Le malade sort le 11 février porteur d'une fistule.

Observation XXI.

Abcès froid thoracique du côté gauche. — Injection de naphtol.

Le nommé Emile B..., àgé de 32 ans, vient se faire soigner à l'hôpital, tout en continuant son travail.

Il est porteur, au niveau des deuxième, troisième et quatrième côtes, près du sternum, d'un abcès froid.

On lui fait :

19 et 26 janvier. Une ponction et une injection de naphtol.

2, 9, 17 et 24 février. Une ponction et une injection de naphtol.

2 et 9 mars. Une ponction et une injection de naphtol.

L'abcès a été en diminuant, et le malade, le 20 mai, a pu se considérer comme guéri. Mais au mois de juillet, il nous revient porteur, à nouveau, d'un abcès froid.

CONCLUSIONS

I. Les abcès froids du thorax sont fréquents.

II. Ils ont été tour à tour rapportés à l'ostéite, à la périostite externe, à l'inflammation des bourses séreuses qui se trouvent sous les tendons d'insertion des muscles, enfin à l'inflammation de la plèvre ou du poumon.

III. Nous croyons que toutes ces origines peuvent être admises, mais à un degré différent.

IV. Les abcès débutant par le tissu cellulaire sont rares.

V. Rares aussi sont les abcès débutant par le périoste externe. Cependant, quoi qu'on en ait dit, il faut les admettre. Par sa riche vascularisation et par la laxité de son tissu, la couche externe du périoste est éminemment propre au développement du tubercule. Par sa situation sur la côte qui lui forme un plan résistant, ce périoste est fréquemment et sûrement atteint par les traumatismes de toutes sortes. D'autre part, dans certains cas, on voit la lésion débuter d'un côté sur les plans superficiels de l'os, de l'autre dans les couches externes du périoste. Enfin il peut arriver qu'il n'y ait pas de pleurésie, et cependant le périoste externe est enflammé, couvert de tubercules, tandis qu'au-dessous l'os est parfaitement sain.

VI. Plus fréquents sont les abcès froids d'origine pleuro-pulmonaire. L'anatomie, la pathologie générale, l'anatomie pathologique et la clinique le démontrent.

VII. Mais l'origine la plus fréquente est l'ostéite.

VIII. Etant données la nature et la pathogénie de ces abcès, le traitement chirurgical s'impose. Il faut extirper la poche, réséquer même des portions de côtes, car le plus souvent, derrière la côte se trouve une seconde poche plus étendue que la première. Il faut aussi curetter soigneusement la cavité et cautériser au chlorure de zinc au dixième.

IX. Ce traitement chirurgical doit être suivi d'un traitement hygiénique et reconstituant, qui seul peut combattre efficacement la diathèse tuberculeuse.

INDEX BIBLIOGRAPHIQUE.

AUCLERT. — Thèse, Lyon, 1893.

BARETY. — Thèse, Paris, 1874.

BONNAUD. — Thèse, Paris, 1891.

BONNEL. — Thèse, Paris, 1891.

BONNET. — Selpucretum, Tom. I, pag. 558, observ. XVII.
　　　— 　　　Archives générales de médecine, 1829

BRISSAUD et JOSIAS. — Revue mensuelle de médecine et de chirurgie,
　　　Tom. III, pag. 817, 1879.

BOYER. — Tom. I, pag. 532, 8e édition.

CHARCOT.— Revue mensuelle méd. et chirurg, 1879.

CHARVOT.— Gazette hebdomadaire, 20 octobre 1879.
　　　— 　　　Revue de chirurgie, pag. 437, 1884.

CHONÉ. — Thèse, Paris, 1873.

CORNIL et BARBÈS. — Note sur les bacilles de la tuberculose et sur leur
　　　topographie dans les tissus altérés par cette maladie. Journal
　　　de l'Anatomie, 1883.

CRUVEILHIER. — Anatomie pathologique.

DANCE. — Archives générales de médecine, 1832.

DUBAR. — Des ostéites. Anat. path., 1883. Thèse, Paris.

DUPLAY. — Progrès médical, 1er janvier 1876.

FAVROT. — Société de Biologie, 1875.

FORGUE.— Gazette hebdomadaire des Sciences médicales de Montpellier,
　　　31 janvier 1885.

GAUJOT. — Leçons cliniques faites au Val-de-Grâce.

HANOT. — Thèse agrégation, 1883.

HERVOUET.—Adénopathies similaires chez l'enfant. Thèse, Paris, 1877.

HUMBERT.—Les néoplasmes des ganglions lymphatiques. Th., Paris, 1878

KIENER et POULET. — De l'ostéo-périostite chronique ou carie des os.
　　　Arch. phys., 1883.

LANNELONGUE. — Des abcès froids, 1881.

LEBERT. — Anatomie pathologique.

LEFÈVRE. — Tuberculose par inoculation cutanée chez l'homme. Thèse, Paris, 1888.

LEPLAT. — Archives générales de médecine, 1865.

LÉPINE. — Société de biologie, 1869. Arch. physiologie, 1870.

LEJARS. — Études cliniques et expérimentales sur la tuberculose, 1891.

MASLIEURAT et LAGÉMARD. — Archives générales de médecine, 1837.

MENIÈRE. — Archives générales de médecine, 1829.

NÉLATON (Charles) — Le tubercule dans les affections chirurgicales. Thèse. Paris, 1883.

NICAISE — De l'ostéo-périostite séreuse des abcès séreux. Revue mensuelle de médecine et de chirurgie, 1879.

PACINI. — Nouveau Journal de Médecine, 1822.

PARISÉ. — Archives générales de médecine, 1839.

PEYROT. — Le thorax des pleurétiques et la pleurotomie. Th. Paris. 1876.
— Traité de chirurgie. Art. Poitrine.

PONSET. — Traité de chirurgie. Art. Périostite.

QUINQUAUD. — Scrofule dans ses rapports avec la phtisie pulmonaire. Thèse, Paris, 1893.

SANCHEZ TOLEDO. — Des rapports de l'adénopathie tuberculeuse de l'aisselle avec la tuberculose pleuro-pulmonaire. Th., Paris, 1887.

SCHMITT. — Tuberculose expérimentale. Thèse, Paris, 1883.

TÉDENAT. — Mémoire de chirurgie : De la périostite externe.

THIÉRY. — Thèse, Paris. 1890.

TILLAUX. — Journal Médecine et Chirurgie, 1889.
— Traité de chirurgie clinique, 1891.

TUFFIER. — Semaine médicale, pag. 385, 1890.

VERNEUIL. — Progrès médical, 15 juillet 1876.

VIDAL. — 1873.

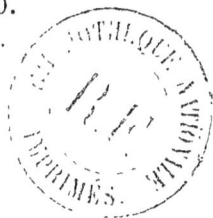